AF467326

DES

ALTÉRATIONS HISTOLOGIQUES

DU CŒUR ET DES MUSCLES VOLONTAIRES

DANS LES FIÈVRES PERNICIEUSES ET RÉMITTENTES ;

PAR M. E. VALLIN,

Médecin-major de 1re classe à l'hôpital de Constantine.

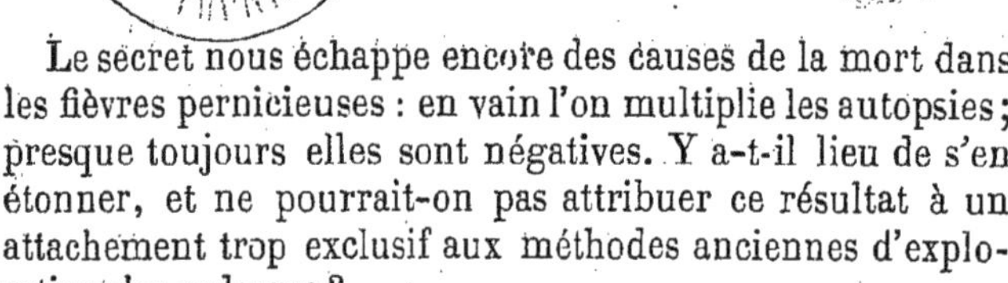

Le secret nous échappe encore des causes de la mort dans les fièvres pernicieuses : en vain l'on multiplie les autopsies ; presque toujours elles sont négatives. Y a-t-il lieu de s'en étonner, et ne pourrait-on pas attribuer ce résultat à un attachement trop exclusif aux méthodes anciennes d'exploration des cadavres ?

Aujourd'hui, comme il y a quarante ans, on ouvre les cavités, on note avec soin la coloration, le degré de congestion, le volume, la consistance, le ramollissement des organes, on en prend le poids à l'aide de la balance ; et le plus souvent, à moins d'une complication ou d'un accident pathologique, on s'éloigne en disant « *qu'il n'y a rien à l'autopsie* ».

On ne peut le nier, la stérilité des recherches a produit un découragement qui se traduit par de l'indifférence, et aussi par une réduction croissante des investigations anatomiques. Dans toutes les autopsies qui ont servi à la rédaction de son livre publié en 1836, M. Maillot décrit minutieusement l'état des viscères, en particulier du cœur, du cerveau et de la moelle : il s'excuse de n'avoir pas ouvert

1

le crâne *une* fois, le rachis (avec le rachitome) *sept* fois seulement. Sur 33 autopsies recueillies à Rome par Bailly en 1825, une *seule* fois le cerveau n'a pas été examiné (1). Aujourd'hui, combien de fois dans les autopsies de fièvre intermittente ouvrons-nous la boîte crânienne, et surtout le rachis? En outre, ne serait-il pas bien étonnant qu'un médecin nouveau venu en 1873, examinant *les mêmes objets*, et *de la même façon*, découvrît quelque chose qui ait échappé à des observateurs comme Annesley, Bailly, Audouard, Maillot, Laveran, E. Collin, Haspel, Dutrouleau, etc.? Grâce à cette méthode, des résultats importants ont été obtenus par nos devanciers; mais faut-il continuer indéfiniment cette contemplation stérile, et le temps n'est-il pas venu d'apporter à l'étude anatomique des fièvres palustres le renfort des acquisitions scientifiques réalisées depuis plus de vingt ans?

Tout le monde admet aujourd'hui que ces fièvres sont des maladies générales, de toute la substance, et les localisateurs déterminés acceptent tout au plus la qualification que M. Maillot leur donnait en sous-titre (2), en plein règne de la doctrine broussaisienne. Ce n'est donc pas seulement dans les organes qu'il faut chercher « *le douloureux mobile du désordre universel qui frappe nos sens* », c'est aussi dans les tissus généraux de l'économie, dont Bichat a révélé l'importance anatomo-pathologique, et qui ont fourni la matière des principaux travaux de l'école moderne (histologie, étude des tissus). La question peut rester indécise de savoir si l'infection palustre est un trouble primitif ou seulement secondaire de la nutrition; ce qui est certain, c'est que chez les malades, la nutrition est profondément troublée : l'anémie, la cachexie sont la conséquence inévitable et en quelque sorte le criterium de l'origine et de la nature de ces fièvres. On peut dire qu'on n'a pas encore commencé à

(1) E. M. Bailly, *Traité anatomico-pathologique des fièvres intermittentes, simples et pernicieuses.* Paris, in-8°, 1825, p. 155 à 255.

(2) *Traité des fièvres ou* irritations cérébro-spinales *intermittentes;* par P. C. Maillot, médecin en chef de l'hôpital militaire de Bône. Paris, 1836.

rechercher à quels changements dans les caractères anatomiques et les propriétés des éléments ou des tissus, à quels changements dans la structure des organes se lie ce désordre de la nutrition générale.

Sans doute ici l'obscurité est grande; mais il semble qu'une réserve exagérée paralyse tous les efforts : on n'ose entrer dans une voie nouvelle, on craint le reproche de se livrer à l'hypothèse, comme si l'hypothèse et l'idée préconçue, en expérimentation scientifique, n'étaient pas la voie et la source de la plupart des découvertes (1).

D'ailleurs que peut-il arriver de plus fâcheux que l'abstention? La fièvre est le fléau de l'Algérie : la connaît-on mieux, au point de vue anatomo-pathologique aujourd'hui, qu'il y a 20 ans? Dans notre colonie, quoique le travail soit difficile, les travailleurs ne manquent pas; ce qui manque, c'est l'impulsion, c'est l'émulation, et aussi un objectif, un plan d'études, un programme de recherches, permettant la division du travail, la limitation pour chacun à un sujet bien déterminé concourant à un but commun.

Le programme est très-vaste, et nous étions tenté d'en tracer ici une ébauche; mais il est des conceptions qu'on peut exposer sans danger de vive voix; écrites, elles fournissent un champ trop ouvert à la critique.

Un de nos collègues a sagement fait de ne parler de l'inoculabilité du tubercule qu'après de patientes et discrètes recherches, et le jour seulement où il a pu en fournir la démonstration. Que n'eût-on pas dit si, avant la première expérience, il avait osé écrire : il serait peut être utile de rechercher si le tubercule est inoculable? — Contentons-nous d'insister sur trois points principaux.

1° Voici un organe, réputé l'organe hématopoiétique par excellence; on le trouve presque constamment altéré dans une maladie dont le terme fatal est l'anémie; tantôt il s'indure, tantôt il se ramollit au point de se rompre pendant un accès; les fièvres prolongées amènent une augmentation de volume, une hypertrophie telle, qu'à ce point de vue

(1) Cl. Bernard, *Introduction à l'étude de la médecine expérimentale.*

aucun autre ne peut lui être comparé (1); et cependant personne encore n'a étudié les altérations histologiques de la rate dans les fièvres; les traités les plus récents, ceux de Cornil et Ranvier, de Rindfleisch, etc., ne consacrent pas même une ligne aux lésions de structure de cet organe. Parmi nous tous qui devons nécessairement passer plusieurs années de notre carrière en Algérie, ne se trouvera-t-il donc personne qui, consacrant par avance un an à l'étude encore si obscure de l'histologie normale de la rate, à Paris, dans un grand laboratoire, avec l'aide de guides habiles, arrive ainsi préparé en Afrique, et attache son nom à la découverte presque certaine des lésions du tissu splénique dans les maladies palustres?

2° Frerichs nous a fait connaître la mélanémie, de 1855 à 1860 : les accumulations pigmentaires de la rate, le transport, par le sang, de ce pigment qui obstrue les capillaires du cerveau, du rein et du foie; l'explication par là des symptômes graves des fièvres pernicieuses : voilà une théorie qui a été accueillie dès son apparition avec une grande faveur, qui était séduisante, et paraissait contenir une bonne part de vérité. Comment se fait-il qu'aucun des médecins de l'Algérie n'ait encore contrôlé les assertions de Frerichs, et ne nous ait appris, d'après beaucoup d'observations, si les cas de mélanémie décrits par l'auteur allemand n'étaient pas spéciaux à une épidémie et à des conditions locales? Il y a là matière à un travail important, et les recherches que nous avons commencées en ce sens nous ont jusqu'ici donné une déception que nous voyons partagée par M. Colin (2), le seul auteur à notre connaissance qui ait publié quelques observations sur ce sujet.

3° Paraîtrait-il oiseux de rechercher s'il n'existe pas de trouble nutritif dans le tissu nerveux? La moelle, et surtout le bulbe, semble être le point de départ du désordre

(1) Chez un malade décédé subitement dans notre service, non leucocythémique, et atteint de cachexie palustre, la rate mesurée sur le cadavre avait 38 centim. de largeur sur 28 de hauteur, et pesait 4 kil. 150 grammes.

(2) L. Colin, *Traité des fièvres intermittentes*, p. 314 et 345.

fonctionnel qui constitue l'accès. M. Maillot a noté plusieurs fois le ramollissement, la diffluence, l'état liquide de la moelle (1); il est assez peu probable que ce soit là le résultat d'un maniement malhabile du rachitome; quelque désir qu'eût à cette époque M. Maillot de rattacher à une lésion de la moelle les fièvres palustres graves, il est téméraire d'admettre qu'il fût victime d'une illusion. En tout cas, c'est un motif de plus pour rechercher s'il n'existerait pas une lésion histologique des cordons nerveux. Avant que Rokitansky et Wunderlich eussent découvert la prolifération de la névroglie de la moelle dans le tétanos, qui songeait à ouvrir de nouveau le rachis et à parler, comme autrefois, d'irritation médullaire?

De même qu'un changement dans la composition du sang implique quelques modifications des organes qui l'élaborent, de même ce sang altéré doit amener des troubles de nutrition dans les tissus qu'il baigne, et auxquels il ne fournit plus de matériaux suffisamment réparateurs. C'est cette étude des tissus que nous avons entreprise, et nous avons commencé par le tissu musculaire, lequel, comprenant le cœur, est d'une haute importance.

Depuis plusieurs années, les travaux de Zenker, Virchow, Hoffmann, Waldeyer, et en France, les importantes monographies de Hayem (2), Desnos et Huchard (3) ont fixé l'attention sur les altérations des muscles dans la fièvre typhoïde et certaines pyrexies graves. Nous avons été curieux de savoir s'il existait une lésion de ce genre dans les fièvres pernicieuses, et c'est le résultat de cette étude, poursuivie pendant 18 mois, que nous apportons ici.

Nous décrirons successivement le cœur et les muscles volontaires.

---

(1) Maillot, *loco citato* ; en particulier, Obs. 39, 42, 44, 47 et 48.

(2) Hayem : *Note sur les altérations des muscles dans les fièvres et particulièrement dans la variole* (*Soc. de biologie*, 1866, et *Gaz. méd. de Paris*, 1866) ; *Recherches sur les rapports existants entre la mort subite et les altérations vasculaires dans la fièvre typhoïde* (*Archives de physiologie*, 1869, p. 699; *Etudes sur les myosites symptomatiques* (*Archives de physiologie*, 1870, p. 81 et seq.).

(3) Desnos et Huchard, *Des complications cardiaques dans la variole* (*Union médicale*, 1870-71).

1° CŒUR.

Examen à l'œil nu. — La pâleur, la mollesse, la flaccidité du cœur ont été signalées par un grand nombre d'observateurs sur les cadavres des malades ayant succombé aux fièvres pernicieuses ou rémittentes graves.

Ces caractères extérieurs sont d'ordinaire si nettement accusés, qu'on pourrait s'étonner qu'ils n'aient pas provoqué depuis longtemps une étude attentive de la structure de l'organe.

« Lorsque la mort a été la suite d'un accès cholérique algide, disent MM. Antonini et Monard (1), la lésion pathologique, dans le petit nombre d'ouvertures de cadavres que nous avons pu faire, n'a jamais présenté qu'un caractère bien déterminé : ce caractère consistait dans un ramollissement constant du cœur (p. 37)... Le cœur était pâle, ramolli, facile à rompre » (p. 38). Dans les autopsies de M. Maillot (2), le cœur est noté souvent : flasque et décoloré, flasque avec coloration jaunâtre, ou bien flasque, décoloré, avec dilatation du ventricule gauche.

Pour M. E. Collin (3), outre les altérations de la rate, les lésions relevées minutieusement dans une série de tableaux « consistent principalement dans la flaccidité du cœur, sa couleur terne ou pelure d'oignon, et son augmentation de volume par dilatation passive ou par épaisseur plus grande des parois, mais surtout par dilatation ».

M. Laveran (4), qui dans toutes les observations qu'il rapporte a noté minutieusement l'état du cœur, mentionne

---

(1) *Considérations générales sur les fièvres intermittentes qui ont régné épidémiquement à Alger, de 1832 à 1833*; par MM. Antonini et Monard frères (*Recueil de mémoires de médecine militaire*, 1833, t. 35, p. 26).

(2) Maillot, *loco citato*; en particulier, Obs. 13, 18, 19, 34, 38, 39.

(3) *Recherches sur les affections de la rate dans les fièvres palustres de l'Algérie*; par E. Collin (*Recueil de mémoires de médecine militaire*, 1848, t. 4, p. 141).

(4) Laveran, *Documents pour servir à l'histoire des maladies du nord de l'Afrique* (*Recueil des mémoires de médecine militaire*, t. LII, p. 1; Observ. 18, 19, 24, 25, 26, 28, 29, 31, 32, 34).

9 fois sur 14 cas un ramollissement de la substance musculaire de cet organe, en des termes non équivoques.... « Les parois du cœur s'affaissent, sa substance est flasque, d'une teinte jaune paille, et tellement friable que la traction la déchire comme de l'amadou; obs. 19. — La substance du cœur est sèche, friable, au point que le doigt s'y enfonce avec facilité; obs. 24. — Le cœur a une teinte feuille morte, et son tissu musculaire se déchire comme de l'amadou; obs. 32. »

M. Haspel (1) a trouvé dans le cœur « de fréquentes modifications de volume, de couleur, de consistance... dans certains cas il y avait dilatation avec simple flaccidité de son tissu, ou bien un ramollissement considérable ».

M. Dutrouleau (2) insiste tout particulièrement sur cet aspect du cœur : « Après l'état de la rate, dit-il, le caractère le plus intimement lié à la fièvre qu'on rencontre à l'autopsie, est l'état du cœur dont on ne semble pas tenir assez sérieusement compte dans les traités sur les fièvres des pays chauds... Les faits consignés dans les livres les plus estimés sur la pathologie algérienne signalent ce caractère, auquel les auteurs de ces livres n'accordent pas cependant l'importance qu'il mérite... il consiste dans une altération de volume, de consistance et de couleur. C'est tantôt l'hypertrophie, tantôt l'atrophie qu'on rencontre, mais c'est toujours la flaccidité et la décoloration qui accompagnent chacun de ces états... La flaccidité et la pâleur s'expliquent par l'altération du sang, et se rencontrent aussi souvent dans les fièvres pernicieuses sans cachexie que dans les fièvres chroniques, ce qui prouve que ce n'est pas là l'effet des progrès ou de l'ancienneté de l'anémie... Cet état du cœur m'a semblé exister dans la moitié au moins des autopsies que j'ai faites ou fait faire. »

Il y a peu à ajouter à cette description : en général, ces caractères extérieurs sont d'autant plus accusés que la maladie a duré plus longtemps; dans un cas de fièvre

(1) Haspel, *Maladies de l'Algérie*, t. 2, p. 320.

(2) *Traité des maladies des Européens dans les pays chauds*, par Dutrouleau. Paris, 1861, p. 135.

rémittente, où la mort n'eut lieu que le dix-huitième jour, et où d'ailleurs l'intestin grêle était exempt de toute altération, le cœur était dilaté, étalé, élargi en travers, il avait véritablement cette mollesse, cette flaccidité de linge mouillé que Louis a si bien décrite dans la fièvre typhoïde; son tissu était jaunâtre, avec des traînées de nuances plus claires, et des taches grises visibles surtout sur la coupe des muscles papillaires; la friabilité paraissait augmentée, et l'aspect de la déchirure était particulièrement grenu. Dans ce cas la dégénérescence était avancée; mais il n'est pas rare de la rencontrer sur des cœurs qui, au premier abord, paraissent normaux et ont encore la consistance et la coloration normales : dans nos premières autopsies nous avons rejeté comme sains des cœurs dont les débris nous présentaient, quelques heures après, sous le microscope, des altérations histologiques incontestables.

D'ailleurs, dans des maladies d'aussi courte durée que les fièvres rémittentes et surtout les pernicieuses, le cœur conserve souvent, on le comprend sans peine, les apparences extérieures, normales ou pathologiques, qu'il avait avant l'attaque. L'altération histologique peut en effet surprendre le cœur aussi bien en état d'hypertrophie qu'avec une dilatation réelle, dépendant l'une ou l'autre d'une lésion organique antérieure. Toutefois, l'augmentation de volume, la distension, se rattachent directement à la dégénérescence, par le relâchement du tissu et l'accumulation de caillots dans les cavités.

Examen au microscope. — Mode de préparation : La préparation du tissu musculaire est facile. Il est indispensable de faire d'abord un examen à l'état frais : la macération dans les liquides durcissants amène assez rapidement une coagulation de la substance striée, qui ne permet plus de faire disparaître les granulations protéiques, ni apparaître les noyaux musculaires.

Il suffit d'enlever avec un rasoir une lame mince de tissu, qui est assez large dès qu'elle a un demi-millimètre de surface; on choisit de préférence la pointe du cœur, la face antérieure et inférieure du ventricule : ce sont les points où la lésion est le plus prononcée; on peut encore faire la section à la surface des faisceaux papillaires et des colonnes charnues : il nous a semblé que plus on s'approchait de la surface interne du cœur, plus la dégénérescence était avancée, et plus les foyers étaient nombreux. On porte la coupe soit dans l'eau simple, soit dans une solution étendue de liquide de Müller (15 à 30 grammes pour 1000 d'eau); on la dissocie suivant la direction des fibres avec de fines aiguilles, et l'on procède à un premier examen à 350 diamètres.

Il est indispensable, quand on n'a pas une grande habitude des examens histologiques de ce genre, de consulter souvent le tissu d'un cœur parfaitement sain, qui sert de comparaison avec le tissu pathologique. Les fibres du cœur présentent souvent, au lieu de stries nettes et régulières, un aspect trouble, granuleux, une accumulation de grains pigmentaires, qui paraissent compatibles avec l'intégrité fonctionnelle, et induisent facilement en erreur. En traitant la préparation fraîche par une solution très-faible d'acide acétique cristallisable ou de potasse caustique, on fait disparaître la plupart des granulations protéiques : la substance striée se gonfle, s'éclaircit, et laisse voir les cellules du protoplasma interfibrillaire. Si l'on ajoute à la préparation une goutte de picrocarminate d'ammoniaque, les noyaux prennent au bout de quelques minutes une coloration qui les rend plus nettement appréciables.

Le tissu qu'on veut conserver est plongé dans une solution au 1/1000e d'acide chromique, qu'on remplace au bout de quelque temps par une autre à 2 ou 3 pour 1000. A ce faible degré de dilution, l'acide chromique coagule très-lentement la substance musculaire, qui pendant 15 jours au moins laisse facilement apparaître les noyaux par l'addition d'acide acétique; le durcissement est à peu près nul, mais il n'est pas indispensable pour l'étude d'un tissu déjà assez ferme par lui-même. L'alcool affaibli permet pendant près d'un mois la réaction de l'action acétique.

On se sert aussi avec avantage du liquide de Müller : ce dernier conserve admirablement les détails de structure; mais il ne durcit pas assez le muscle, et l'on est obligé, si l'on veut faire une coupe transversale par exemple, de plonger la pièce pendant quelques heures dans une solution sirupeuse de gomme; après 48 heures de séjour dans l'alcool, la consistance est parfaite; on laisse ensuite la coupe pendant quelques minutes dans une goutte d'eau sur le porte-objet pour dissoudre et entraîner la gomme. La solution saturée d'acide picrique ne nous a pas donné ici les bons résultats qu'elle fournit dans les autres cas.

Description histologique. — Même sur les cœurs les plus altérés, la dégénérescence des fibres est toujours localisée, disséminée; elle existe par foyers très-nombreux qui, vus à un faible grossissement, se distinguent par une teinte foncée, un aspect trouble tamisant la lumière. Ce sont ces points qu'il faut examiner en détail; là encore, à côté de fibres complétement dégénérées, on en trouve d'autres dont la netteté et l'intégrité sont irréprochables.

Les limites de la préparation présentent d'ordinaire un grand nombre de petits fragments dont l'infiltration est très-avancée; c'est la preuve d'une friabilité exagérée des fibres malades. Cette friabilité est un caractère de la lésion, mais il ne faut pas y attacher une trop grande valeur : sur un cœur sain les fibres sont généralement fragiles (1) ; en outre les ramifications, les anastomoses, les intrications irrégulières des fibres amènent toujours, même à l'état normal, des ruptures pendant les efforts de dissociation.

Les fibres du cœur ont des dimensions variables suivant l'ordre des faisceaux auxquels elles appartiennent; mais entre deux prolongements ou anastomoses, elles conservent, à l'état sain, le même diamètre et le parallélisme de leurs lignes. Quand elles s'altèrent, il se produit des renflements fusiformes, irréguliers, une tuméfaction inégale, une sorte d'œdème que rappellent un peu les fig. 4 et 7. L'acide acétique détermine sur une fibre saine un gonflement de la substance striée assez analogue à cet état pathologique.

L'altération histologique principale consiste en une dé-

(1) L'absence problable de sarcolemme aux fibres du cœur explique sans doute cette friabilité de la substance striée.

générescence granulo-graisseuse qu'il importe de ne pas confondre avec l'aspect trouble qu'ont les fibres du cœur dans la plupart des maladies ; ce dernier état est probablement un phénomène cadavérique, il résulte peut-être de la coagulation de la myosine, caractère propre de la rigidité : l'autre est un trouble de nutrition, ayant commencé longtemps avant la mort.

Sur une fibre granuleuse d'un cœur sain, toujours on retrouve les stries, ou tout au moins on les devine, dans les intervalles des granulations : en faisant varier le point, on découvre facilement des places où elles sont reconnaissables encore, soit en long soit en travers. En outre, dès qu'on ajoute de l'acide acétique, les granulations se dissolvent *complétement* : des globules graisseux ou pigmentaires s'accumulent au centre de la fibre et au voisinage des noyaux ; la substance musculaire est très-pâle, les stries sont fines, mais nettes sur un fond homogène. Nous avons représenté *fig.* 2 une fibre très-granuleuse, qui peut cependant être regardée comme relativement saine : les stries se distinguent çà et là, et surtout l'acide acétique nettoie admirablement la pièce (*fig.* 2 *bis*). La *fig.* 3 au contraire est celle d'une fibre envahie par la dégénérescence pathologique : avant l'addition d'acide, il est impossible de distinguer la moindre apparence de striation ; des globules arrondis, très-brillants, des molécules irrégulières couvrent tout d'une teinte obscure. L'acide acétique ne donne plus cette transparence limpide que nous obtenions tout à l'heure : la fibre reste sombre, légèrement estompée par des granulations vitreuses, distinctes les unes des autres, comparables à de petits grains gélatineux écrasés, disposés confusément en séries linéaires qui rappellent vaguement une striation ; çà et là des amas irréguliers, très-réfringents, ayant l'éclat de la graisse, prennent leur rang dans une bande transversale ou longitudinale. Notre dessin (*fig.* 3 *bis*) reproduit malhabilement cette apparence ; c'est surtout par comparaison que deux fibres traitées par l'acide acétique laissent voir ces différences. On peut rencontrer tous les degrés qui séparent l'état granuleux quasi normal de la dégénérescence graisseuse véritable ; cette dernière est évidente dans beaucoup de fibres recueillies chez des malades dont la mort n'est pas survenue trop rapidement : les *fig.* 6 et 7 en donnent un spécimen bien accusé.

Cette transformation graisseuse des granulations protéiques est d'ordinaire peu avancée ; elle est en rapport avec la durée de la maladie plus peut-être qu'avec la gravité des cas : jamais nous ne l'avons trouvée comparable à ce qui existe dans l'empoisonnement par le phosphore ou dans l'ictère grave. Il ne nous a pas été donné de rencontrer ces blocs fragmentés d'apparence amyloïde, qui caractérisent la dégénérescence cireuse, et que M. Hayem (1) représente dans une planche de son très-remarquable mémoire. La substance striée du cœur semble réfractaire à ce mode de transformation que nous allons retrouver si manifeste et si tranchée dans les muscles volontaires.

Mentionnons avec Ringler (2) les amas graisseux et pigmentaires qui s'accumulent en quantité anormale aux extrémités et au voisinage des noyaux, dans la petite masse claire de protoplasma formant le corps de la cellule. En outre, nous avons constaté d'une façon bien nette la prolifération nucléaire signalée pour la première fois par M. Hayem ; cette prolifération commençante se voit sur la *fig.* 7 prise chez un homme mort au 18e jour d'une fièvre rémittente.

La courte durée des fièvres pernicieuses n'exclue donc point ce caractère qui donne une grande valeur à la distinction entre le premier degré de l'altération et les variétés de l'état normal.

On évitera facilement de confondre avec des noyaux musculaires les globules sanguins contenus dans les vaisseaux

---

(1) *Etudes sur les myosites symptomatiques*, par G. Hayem (in *Archives de physiologie normale et pathologique*, juillet-août 1870, planche XI, *fig.* 4 et 7).

(2) Ringler, *Pigmentation du cœur dans les fièvres algides* (*Wiener med. Wochenschrift*, 1858 ; 18 et 19).

L'accumulation de pigment nous a paru plus forte quand les accidents pernicieux survenaient en l'état de cachexie palustre ou après des fièvres très-rebelles.

capillaires, coupant ou suivant des fibres à travers lesquelles ils se dessinent par transparence.

Nous n'avons pas examiné avec une attention suffisante les altérations possibles des vaisseaux et du tissu conjonctif voisins ; non-seulement l'examen en est difficile, mais nos pièces n'étaient pas favorables à l'étude d'une évolution qui est toujours tardive, et qui constitue le processus de réparation.

En résumé, dans un premier degré, transformation du protoplasme interfibrillaire en granulations protéiques, solubles dans l'acide acétique, mais transformation brusque, aiguë, nullement comparable à cet état granuleux vague, traduisant dans un cœur normal, ou bien une désagrégation cadavérique, ou bien un léger retard de la désassimilation sur l'assimilation : dans un second degré, transformation graisseuse, nécrobiose de ces granulations protéiques devenues en quelque sorte étrangères au mouvement nutritif; voilà par anticipation comment se produisent et s'expliquent les changements moléculaires que nous venons de décrire.

2° Muscles volontaires.

Examen à l'œil nu. — Tant que l'altération est légère, elle n'amène aucun changement appréciable ou notable dans l'aspect extérieur du muscle. Mais dans les cas assez rares où la mort n'arrive qu'à la fin du deuxième septénaire, les faisceaux malades ont une teinte ocreuse, jaune-rougeâtre ou même gris-rosé qui contraste avec la coloration rouge foncé des faisceaux encore sains ; la coupe transversale est grenue, et laisse distinguer moins nettement les cloisons formées par le périmysium externe ; les fibres se rompent avec une facilité qui rend moins facile la dissociation avec des aiguilles. C'est à l'extrémité inférieure des muscles droits de l'abdomen que l'altération se rencontre le plus fréquemment, et c'est toujours par là qu'il faut commencer l'examen ; nous l'avons trouvée aussi dans le psoas, dans les muscles adducteurs de la cuisse ; elle peut d'ailleurs exister dans un muscle d'une région, et manquer dans tous les autres.

Examen au microscope. — Ici surtout nous devons distinguer deux degrés, ou mieux deux formes : 1° une dégénérescence granulo-graisseuse très-comparable à celle du cœur, 2° une dégénérescence cireuse, vitreuse, des plus caractéristiques, analogue à celle qui s'observe dans la fièvre typhoïde.

1° Tout d'abord, au lieu de cette régularité, cette rigidité de lignes qui caractérise le tissu, les fibres sont onduleuses, inégales de volume, soit entre elles, soit sur leur continuité. En général, elles sont tuméfiées, et sur une coupe un peu large, il y a, d'un groupe à l'autre, des différences qui n'existent pas sur un muscle sain. La substance contractile forme dans l'intérieur du sarcolemme des zigzags qui rappellent les anciennes figures par lesquelles on croyait jadis représenter l'état de contraction de la fibre : la gaîne hyaline du sarcolomme ne suit pas ces ondulations, et se dessine par une ligne pâle dans l'intervalle des saillies.

Les stries, qui sont toujours si nettes et si accusées dans les muscles volontaires, sont ici confuses, morcelées, en partie masquées par un semis granuleux uniformément répandu ; les fibres ont un aspect poussiéreux, et à ce point de vue elles ont assez de ressemblance avec les fibres légèrement troubles et granuleuses du cœur. Mais l'aspect qui serait à peu près normal au cœur, est tout à fait pathologique sur les muscles du squelette. L'acide acétique fait encore ici disparaître un grand nombre de granulations : celles qui persistent, d'aspect très-réfringent, semblables à des globules de graisse, se disposent en séries linéaires, soit longitudinalement, soit au milieu des petits grains dissociés qui composent dorénavant chaque strie transversale; ces granulations se détachent d'autant mieux que le contenu du sarcolemme est devenu plus pâle.

Souvent, au lieu de représenter une ligne droite, continue, régulière, ces stries sont formées de lignes brisées très-courtes, situées à des étages différents ; il semble que la fibre se soit décomposée en plusieurs groupes de fibrilles ayant chacun sa striation distincte, à des hauteurs et à des intervalles qui ne se correspondent plus. Dans d'autres cas, l'acide acétique ne fait plus reparaître les stries transversales, mais seulement des stries ou pour mieux dire des fissures longitudinales rapprochées : ce caractère a d'autant plus de valeur que, de tous les réactifs, l'acide acétique est celui qui d'ordinaire fait le mieux apparaître la striation transversale, à l'exclusion des stries verticales qui se dessinent surtout par l'action de l'alcool et de l'acide chromique.

Le contenu strié laisse parfois apercevoir, au milieu d'une bande claire, étroite, mal limitée de protoplasme, une série de noyaux allongés, se touchant par leurs extrémités, réunis au nombre de quatre à huit et même plus, suivant une ligne qui occupe, sur certaines fibres, presque tout le champ du microscope (à 350^{d}).

Certains noyaux sont renflés à leurs extrémités en forme de biscuit ; d'autres sont arrondis, de 10 à 15 μ environ (μ = millième de millimètre), réunis par petits groupes de trois ou quatre, plus rarement rapprochés en série linéaire.

Cette prolifération nucléaire est relativement tardive ; elle est en rapport constant avec le nombre des granulations qui résistent à l'acide acétique ; on ne la rencontre jamais sur les fibres complétement transparentes.

Une friabilité exagérée est encore un caractère de ces fibres ondées, poussiéreuses, pigmentées, à striation désagrégée ; cette friabilité contraste avec la souplesse habituelle au muscle sain ; mais elle est surtout marquée dans la seconde forme d'altération que nous allons décrire, laquelle semble être moins un degré plus avancé de l'état précédent, qu'un mode spécial de dégénérescence. Zenker l'a désignée sous le nom de cireuse ou céroïde (wachsartig), M. Hayem sous celui de vitreuse, qui semble généralement adopté; nous allons voir qu'on peut la rencontrer dans les fièvres palustres graves, aussi bien, mais plus rarement, que dans la fièvre typhoïde et la variole.

2° Au lieu de prendre un aspect trouble et granuleux, les fibres ont ici dès le début une limpidité, une homogénéité remarquables : les stries disparaissent peu à peu, deviennent plus grêles, plus superficielles, et aussi plus rapprochées ; parfois elles égalent les traits les plus fins que la gravure puisse reproduire, elles ont une netteté et une régularité qui rappellent les images de certains test-objets. Ces variétés dans la forme des stries peuvent se voir sur un court tronçon d'une même fibre (*fig.* 8, A). L'acide acétique ne modifie pas sensiblement cet aspect. Le contenu musculaire forme parfois dans l'intérieur de sa gaîne des plis, des rides (*fig.* 8, *e*), qui peuvent être confondus au premier abord avec une striation à écartement exagéré ; on reconnaît facilement que des stries très-fines se dessinent à la surface de ces rides, lesquelles proviennent sans doute d'un retrait inégal (1), d'un tassement de ce contenu, privé déjà de son élasticité et tiraillé par les fibres voisines. Celui-ci est friable, fissuré sur les bords, souvent rompu en plusieurs places, le sarcolemme restant d'ailleurs intact.

Cet état, que nous avons rencontré sur un grand nombre de fibres, fait place à une transformation bien plus complète, grossièrement appréciable sur les pièces qui ont macéré dans les liquides durcissants : au milieu d'un groupe de fibres ou nettes, ou présentant les modifications variables que nous venons de décrire, apparaît un cylindre irrégulier, un bloc fragmenté, fissuré, de substance amorphe, à demi translucide, de teinte ambrée ou opaline, et dépassant d'ordinaire beaucoup le volume d'une fibre musculaire ; la cassure, les facettes sont brillantes, réfringentes; suivant le liquide dans lequel la pièce a macéré, on dirait qu'on a fait dans la gaîne du sarcolemme une injection mal réussie de colle forte à demi refroidie, de stéarine ou mieux de paraffine ; l'aspect peut encore être comparé à celui de fragments d'ambre, de camphre ou de glace (*fig.* 8, C).

A l'état frais, la fibre altérée incolore, translucide, donne une image moins frappante : elle se distingue par son éclat, son volume, ses renflements, le morcellement de son contenu, ressemblant à un bouchon de cristal écaillé, ou à un bloc d'empois d'amidon.

Le sarcolemme se comporte comme une gaîne à moitié vide, tantôt distendu par des tronçons volumineux, tantôt revenant sur lui-même dans l'écartement de deux fragments. Cette masse vitreuse est très-fragile, et le morcelle-

(1) Elles peuvent aussi être produites par des plis du sarcolemme.

ment a lieu sans doute par la contraction des fibres saines du voisinage, qui la compriment et la broient dans les mouvements d'ensemble du muscle. On voit en B (*fig.* 8) une fibre à demi farcie d'un détritus qui a peut-être cette origine ; en D est une autre gaîne de sarcolemme complétement vide, probablement par la désagrégation et l'expulsion du contenu vitreux. On peut voir sur les limites de la *figure* 8 quelques éléments cellulaires, soit isolés, soit en plaques, qui se rattachent peut-être à la prolifération du périmysium interne, ou à la génération de nouvelles cellules musculaires. Mais ce n'est pas dans ces courtes maladies qu'on peut observer et étudier la réparation des muscles, l'une des questions les plus discutées de l'histologie pathologique.

Nature et pathogénie. — Trois opinions sont en présence : les uns ne voient dans les modifications de la substance striée qu'un effet de l'élévation de la température fébrile ; d'autres admettent un trouble passif de nutrition, consécutif à l'altération du sang et des liquides récrémentitiels ; les derniers en font une inflammation, une véritable myosite.

C'est Liebermeister (1) surtout qui a cherché à rattacher à la température du sang dans les maladies fébriles les troubles de nutrition des fibres musculaires, et des tissus en général.

Nous avons exposé ailleurs (2) les travaux de Kühne sur le suc musculaire ; ce suc, le contenu de la gaîne du sarcolemme, se coagule avec une grande facilité, particulièrement sous deux influences : l'arrêt de la circulation (cette coagulation constitue alors la rigidité cadavérique), et l'élévation de la température.

Tandis que du suc musculaire, provenant de muscles palpitants écrasés, peut rester 24 heures sans se coaguler si on le maintient à une basse température, il se prend immédiatement en gelée dans un milieu à 38 ou 43 degrés, sui-

(1) Liebermeister, *Sur les effets de l'élévation de la température dans la fièvre* (*Deutches Archiv für klinische Medicin*, 1866).

(2) E. Vallin, *Recherches expérimentales sur l'insolation, etc.* (*Archives de médecine*, 1870, t. 15, p. 129) ; *Du mécanisme de la mort par la chaleur extérieure* (*Archives de médecine*, juillet-août et décembre 1871).

vant l'espèce animale. Lorsqu'on chauffe un muscle ou un membre d'un animal vivant à 5 ou 6 degrés au-dessus de la température du sang, le muscle devient immédiatement rigide, insensible au courant électrique ; ses fibres vues au microscope sont troubles et granuleuses ; il se détruit et s'élimine si l'animal continue à vivre. Mais nous avons constaté par de nombreuses expériences que si l'échauffement n'a pas dépassé une certaine limite, 38° chez la grenouille, 44° ou 46° chez le chien, ou s'il n'a pas été trop prolongé, l'inertie, l'insensibilité électrique du muscle disparaissent au bout de quelques heures ; l'organe redevient apte à vivre et à fonctionner.

Toutes ces considérations ont une certaine importance quand on songe que c'est dans les fièvres intermittentes qu'on observe les plus hautes températures compatibles avec la continuation de la vie. Dans une pneumonie ou une fièvre typhoïde, 41° ou 41°,5 est une température d'agonie, qui annonce presque immanquablement la mort ; il n'est pas rare, il est presque commun de rencontrer ces chiffres dans la période de chaleur d'un accès de fièvre intermittente simple.

En parcourant les nombreuses courbes recueillies par nous depuis deux ans dans les fièvres palustres, nous trouvons noté très-souvent + 41° et des fractions, et 2 fois + 42° et + 42°,2 ; M. Hirtz (1) dit même avoir constaté + 44° dans un cas de fièvre intermittente qui guérit ; ce serait de beaucoup le chiffre le plus élevé qui ait jamais été observé dans quelque condition que ce soit sur l'homme.

Quoi qu'il en soit de ces maxima, il est certain que la fièvre intermittente est la maladie qui élève le plus la température (le tétanos étant excepté) ; après elle viennent les pyrexies graves, fièvres typhoïdes, variole (2), fièvres éruptives, toutes affections où l'on a décrit depuis plusieurs années les

(1) Hirtz, *Nouveau Dictionnaire de médecine et de chirurgie pratiques*, article *Fièvre*, p. 787.

(2) Richard Léo a trouvé une fois la température extraordinaire de + 42,8 dans un cas de variole, quelques heures avant la mort (*Archiv. der Heilkunde*, 1864).

dégénérescences granulo-graisseuse du cœur (1), vitreuse des muscles volontaires. On ne peut nier qu'il y a une curieuse analogie entre les conditions de l'expérimentation physiologique et les phénomènes observés chez les malades. L'idée de rattacher les changements moléculaires des fibres du cœur et des muscles à la température fébrile, nous a paru longtemps non-seulement séduisante, mais vraisemblable; aucun argument décisif n'avait été fourni contre cette explication. Aujourd'hui, nous hésitons davantage, depuis que nous avons observé une dégénérescence cireuse complète, avec ruptures et hémorrhagies musculaires multiples chez un malade atteint de fièvre typhoïde, dont la température n'a jamais dépassé + 37°,8, malgré l'infiltration et l'ulcération très-étendue des plaques de Peyer (2).

Si la dégénérescence musculaire a pu se développer en l'absence d'un excès de chaleur dans la fièvre typhoïde, il est probable que l'influence pathogénique quelconque qui agissait ici joue un grand rôle dans les altérations rencontrées après les fièvres pernicieuses.

Peut-être existe-t-il là une lésion comparable à celles qui résultent de l'apport aux tissus de sucs nutritifs insuffisants : ce groupe des métamorphoses involutives, comme dit Rindfleisch, comprend les dégénérescences albumineuse, muqueuse, colloïde, amyloïde, graisseuse, pigmentaire (3); il faudrait y joindre celle que nous étudions en ce moment. C'est l'opinion vers laquelle semblait pencher Zenker, dans son mémoire (4); il ne paraissait pas éloigné de confondre la substance cireuse découverte par lui dans les muscles, avec la substance amyloïde; mais il n'a pu obtenir qu'une fois sur la première par la réaction de l'eau iodée la teinte

---

(1) Desnos et Huchard, *Des complications cardiaques dans la variole, et notamment de la myocardite varioleuse* (*Union médicale*, 1870).

(2) E. Vallin, *De la forme ambulatoire de la fièvre typhoïde* (*Arch. de médecine*, novembre 1873).

(3) Cornil et Ranvier, *Manuel d'histologie pathologique*. Paris, 1869, p. 37.

(4) Zenker, *Ueber die Veranderungen. etc.* Leipsig, 1864, p. 7 et 118 du mém. original; traduit in *Archives de médecine*, 1865, t. 6, p. 143.

acajou, et par l'acide sulfurique la coloration violette, qui caractérisent chimiquement la matière amyloïde. La masse cireuse des muscles, surtout à l'état frais, a une grande analogie d'aspect avec cette transformation colloïde qui s'observe normalement dans les follicules du corps thyroïde, dans les ganglions lymphatiques des vieillards, dans un grand nombre de tumeurs. De même, l'apparence granulo-graisseuse des muscles du cœur s'explique aisément par le ramollissement albumineux ou muqueux du protoplasme; les fibrilles de substance striée sont juxtaposées parallèlement, elles circonscrivent entre les saillies des éléments de Bowman superposés de petits interstices comblés par du protoplasma qui les réunit et les fixe à la façon d'un ciment; l'infiltration granulo-protéique envahit ce protoplasme, et se traduit par des granulations brillantes disposées en séries longitudinales dans l'intervalle des fibrilles et des stries; quand cette substance fondamentale se ramollit, les fibrilles se désagrègent en leurs éléments constitutifs, les disques de Bowman, qui paraissent en effet écartés, séparés par de petits grains vitreux, albumineux; les granulations d'abord protéiques subissent peu à peu la dégénérescence graisseuse, et l'on ne voit plus que des globules de graisse disposés en séries, représentant à la fois le protoplasma dégénéré, et les éléments sarceux atrophiés.

Le rapprochement de la lésion qui nous occupe et des troubles passifs de nutrition s'accommode assez bien avec l'idée que nous nous faisons des maladies infectieuses, *totius substantiæ*, auxquelles appartiennent les fièvres palustres graves. Dans toutes ces affections, il y a une altération profonde du sang, inconnue dans son essence, mais qui provoque la comparaison avec un empoisonnement, et nous voyons précisément certains empoisonnements, l'intoxication phosphorée, l'alcoolisme à un moindre degré, s'accompagner d'une infiltration granulo-graisseuse de tout le système musculaire; cette dégénérescence graisseuse des muscles existe encore très-marquée dans la fièvre jaune, qui a certains points de contact avec les fièvres palustres.

Tout le monde accepte donc qu'il y a là une lésion de nutrition; mais l'évolution histologique est tout à fait semblable au processus inflammatoire. Waldeyer, le premier, a reconnu l'identité de ce travail pathologique avec celui qui succède aux traumatismes du muscle; la prolifération nucléaire qui accompagne la dégénérescence, et sur laquelle M. Hayem a particulièrement insisté, la néoformation de cellules striées pour reproduire le muscle, ont fait accepter par tout le monde aujourd'hui cette dénomination de myosite. Au point de vue clinique, elle est choquante; mais la valeur du mot inflammation est encore mal définie, et il faut s'habituer au désaccord qui existe entre l'acception histo-anatomique et l'acception pathologique. C'est une inflammation, tout comme l'altération typhoïde des plaques de Peyer; Rindfleisch a consacré cette analogie par l'épithète de typhoïde, qui a le tort de ne plus être aussi justement applicable aux myosites symptomatiques des autres pyrexies.

Fréquence et marche. — La description qui précède ne repose encore que sur un petit nombre d'observations; malgré la fréquence assez grande des décès par fièvres palustres graves, les occasions favorables à des recherches de ce genre sont encore rares; nous aurions retardé la publication de ce travail si nous ne croyions pas avantageux de provoquer le contrôle par des observations contradictoires.

Dans dix cas, nous avons fait un examen histologique complet du cœur et des muscles volontaires : six fois la dégénérescence granulo-graisseuse du cœur était beaucoup trop marquée pour qu'il fût possible de la confondre avec les hauts degrés de l'état trouble considéré comme normal; dans trois autres cas, il pouvait y avoir doute, parce que la limite n'est pas bien tranchée entre les variétés de l'état réputé sain et l'altération pathologique; enfin, une fois la putréfaction avait commencé, et l'examen histologique du cœur n'a pu être fait fructueusement à l'état frais (1). Quant aux muscles du squelette, dans trois cas, il y avait une dégénérescence granulo-protéique simple ; trois fois les fibres avaient

(1) Ce cas appartient au malade dont nous donnons plus loin l'observation, et chez qui nous avons trouvé une dégénérescence cireuse complète des muscles droits de l'abdomen, psoas, etc.

l'apparence normale; dans deux autres cas, elles présentaient le premier degré de la transformation vitreuse, c'est-à-dire : aspect amorphe, fragilité exagérée des fibres, absence de stries, ou striation extrêmement fine et serrée, et formation de plis, de rides du contenu strié ; la fibre A, *fig.* 8, présente assez bien les nuances de ce premier degré. Dans deux cas enfin, la transformation cireuse était complète, et ne différait en rien de ce qu'on rencontre au quinzième jour d'une variole ou d'une fièvre typhoïde : la *fig.* 8 a été dessinée exactement sur les muscles provenant d'un malade qui mourut au dix-huitième jour d'une fièvre rémittente. La netteté de la lésion, sa ressemblance avec celle d'une fièvre typhoïde, nous obligent à reproduire ici cette observation, recueillie avec un très-grand soin par M. le docteur Dardignac, aide-major de notre service (1) :

Kast (Henri), civil européen, âgé de 36 ans, est un homme vigoureux, de très-forte constitution ; il habite l'Algérie depuis douze ans, a séjourné à Biskra de 1861 à 1865, et à Philippeville de 1865 à 1871 ; pendant les travaux du chemin de fer de Constantine à Philippeville, en 1865, il a eu les fièvres pendant vingt-huit mois, à Smendou-Condé. En 1871, il est retourné à Biskra, où sa santé est restée assez bonne ; depuis le 15 mai de cette année, il habite le Ravin des Cèdres, travaille à la forêt, dans une localité qui ne semble pas être palustre.

Le 2 juillet 1872, à minuit, il est pris brusquement d'un frisson violent, accompagné de vomissements ; la chaleur alterne à plusieurs reprises avec le retour du frisson ; toute la nuit il a une céphalalgie atroce, un délire violent pendant lequel il se lève, inconscient de ses actes. Pendant quatre jours, la fièvre et les vomissements continuent, avec des rémissions irrégulières ; les accidents s'amendent un peu, mais il reste très-abattu et ne peut reprendre son travail. Le 9, il a pris un émèto-cathartique qui l'a peu soulagé.

Le 10, les accidents reparaissent, et on l'envoie à l'hôpital de Batna.

Le 10 juillet au soir, nous le trouvons dans l'état suivant : céphalalgie atroce, face animée, vultueuse, sans trace aucune de stupeur ; l'intelligence est très-nette, et le malade donne lui-même les commémoratifs

(1) Le deuxième cas provient de pièces qui nous ont été envoyées, plus récemment avec l'observation détaillée, par le même médecin attaché alors à l'hôpital de Bône. L'absence de toute lésion intestinale, l'âge et l'histoire du malade (Martin, 56 ans), ne permettent pas de mettre en doute l'exactitude du diagnostic : fièvre pseudo-continue palustre).

qui précèdent : mais il dit qu'il sent le délire l'envahir dès qu'il ferme les yeux. Le pouls est très-fort, plein; la température à 5 h. soir = 39°,5. La langue est nette, un peu rouge et sèche, le ventre n'est pas douloureux, il n'y a pas de diarrhée; la rate dépasse de 6 centimètres le rebord costal et la matité mesure 16 centimètres; le foie déborde de deux travers de doigt les fausses côtes, mais n'est pas douloureux. La respiration est tout à fait normale, et l'auscultation de la poitrine et du cœur ne révèle aucune lésion. Diète, calomel 1 gr. en 4 paq.

Le 11, le malade a déliré toute la nuit; cependant il se trouve mieux ce matin, la céphalalgie persiste, mais moindre; la langue est nette, humide; le ventre est souple, il y a eu deux selles; le malade demande à manger, l'intelligence est entière. Temp. à 8 h. mat. = 37°,8. Le soir, même état général, mais peau chaude et température à 5 h. = 40°,3. Sulf. de quinine 50 centig. à 8 h. le matin, même dose à 10 h. matin.

Le 12, céphalalgie persistante, sommeil assez calme la nuit, pas de nausées, constipation, langue nette, humide. Rate toujours volumineuse ; sensation de vertige quand le malade s'assied : T. à 8 h. mat. = 38°,7, à 4 h. soir 39°,4.

Le 13, le malade dit avoir senti un accès de fièvre, *commencer* hier soir à 9 h. ; il a transpiré toute la nuit, et ce matin il est encore baigné de sueur; la nuit a d'ailleurs été calme : la T. à 8 h. mat. = 38°,2 ; la sueur continue dans la journée ; à 4 heures du soir la fièvre a cessé : T. = 37°,0 ; pouls calme; sensation de bien-être très-marquée. Sulf. de quinine, 2 gr. en 4 doses, de midi à 6 h. du soir.

Le 15, le malade a déliré toute la nuit ; ce matin, la face est vultueuse, la peau brûlante. Temp. = 39°,3 à 8 h. mat.; l'intelligence est encore nette, mais tendance à l'assoupissement et délire dès que les yeux sont fermés. Douleur très-vive derrière la malléole interne droite et dans le mollet : palpation douloureuse ; gonflement et douleur presque nuls. Aucun trouble du tube digestif. Le soir, à 4 heures, même état. Temp. = 40°,9. Sulf. de quinine, 1 gr.,50 en 3 fois.

Le 16, fièvre persistante : langue très-sèche ; intelligence nette, mais vertige par la station assise; tendance au délire dont le malade a conscience et qu'il s'efforce de vaincre. Rien aux poumons ni au cœur; douleur vive à la malléole droite et à la région lombaire; d'ailleurs nulle apparence de rhumatisme articulaire aigu. Sensation de plénitude et douleur à la pression du foie. 8 ventouses scarifiées à la région hépatique. Temp. le matin 40°,3 , le soir 41°. Sulf. de quinine, 1,50 en 3 fois.

Le 17 juillet, fièvre très-forte, soif ardente, langue brune et sèche; accablement très-grand, mais lucidité complète ; douleur gravative dans les deux hypochondres. Temp. le matin = 40°,6. Calomel et jalap, ãã 1 gr. Temp. le soir à 5 h. = 40°,2.

Le 18, a beaucoup rêvé cette nuit; accablement, stupeur légère, cependant répond avec une grande lucidité. Selles nombreuses hier soir et cette nuit. Foie douloureux à la palpation, rate volumineuse, abdomen tendu, météorisé. Pouls dépressible à 104. Respiration anhélante pénible, très-accélérée, à 36, avec une profonde inspiration de 10 en 10; pas d'hypostase pulmonaire appréciable ; mais la face est pâle, depuis hier elle a cessé d'être vultueuse. Peau sèche et brûlante, tendance au délire toute la journée. Temp. le matin = 39°,8 ; le soir à 4 h. 1/2 = 40°,5. Potion avec bicarbonate de soude, 8 grammes.

Le 19 juillet, faciès typhique, ébrieux, accablement très-grand ; le malade est somnolent, mais répond assez bien aux questions. Langue rouge et sèche, hypochondres tendus, un peu douloureux ; 3 selles liquides bilieuses pendant la nuit. Pouls à 104. Temp. à 8 h. matin = 40°,6. Le soir, coma presque complet, conjonctives injectées, yeux éteints, respiration profonde, suspirieuse ; carphologie depuis midi. Temp. à 5 h. soir = 40°,0. Sulf. de quinine, 1gr.,50 de 8 h. mat. à 3 h. Le soir potion éthérée avec acétate ammoniaque.

Le 20 juillet, coma complet, carphologie, délire toute la nuit. Respiration lente, profonde, suspirieuse ; état apoplectiforme. Pouls à 140°. Temp. = 41°,5 ; ventouses sur le thorax. Injection hypodermique de quinine et lotions froides vinaigrées sur tout le corps. A 4 h. du soir, persistance du coma, selles et urines involontaires, sueur très-abondante, mort à 11 h. du soir.

A cette époque de l'année, la chaleur était très-forte, et, au moment de l'autopsie, la putréfaction avait déjà un peu commencé. On ne chercha donc pas à examiner le cœur au point de vue histologique ; toutefois, il était dilaté, élargi, la pointe des ventricules avait en quelque sorte disparu, et le cœur tout entier avait pris l'empreinte et la forme des parties voisines ; même en tenant compte du ramollissement cadavérique commençant, la flaccidité était des plus évidentes ; les cavités contenaient d'énormes caillots noirs et ambrés, et de nombreux filaments fibrineux enchevêtrés dans les muscles papillaires et les tendons valvulaires.

Des fragments des muscles droits de l'abdomen, du psoas, des adducteurs des cuisses furent conservés dans des liquides durcissants, et ce ne fut que plusieurs mois après qu'une étude attentive nous révéla les altérations graves que reproduit fidèlement la *fig.* 8.

Quoique ce cas puisse être considéré comme un type de fièvre rémittente grave, il était important de s'assurer par l'autopsie qu'il n'existait aucune lésion organique capable de modifier le diagnostic. Le tube digestif fut examiné avec soin : l'intestin grêle était semé de plaques violacées, sans doute cadavériques, mais les glandes de Peyer étaient parfaitement intactes ; le foie, que nous craignions de trouver enflammé, était volumineux, mais sain, à l'œil nu et à l'examen microscopique ; la rate était énorme, molle, diffluente, et se rompit plusieurs fois pendant les efforts de l'autopsie ; l'intégrité des organes thoraciques était complète.

Bien que ce cas soit isolé, il nous paraît concluant et prouver préremptoirement que les fièvres rémittentes sont susceptibles de produire la dégénérescence vitreuse des muscles volontaires, de la même façon que la fièvre typhoïde, la variole, la scarlatine et la rougeole (Hayem); le typhus pétéchial et le choléra (Zenker). Seulement, la plupart des maladies palustres graves se terminant rapidement par la mort ou par la guérison, l'altération cireuse, qui n'est bien complète que le quinzième jour de la fièvre typhoïde, le huitième jour de l'*éruption* dans la variole, n'a pas ici le temps de se produire. C'est donc dans ces cas de fièvre rémittente à échéance assez longue que la lésion pourra dorénavant être recherchée. Cependant, dans les fièvres pernicieuses proprement dites, il est probable que la dégénérescence granuleuse ou vitreuse, lorsqu'elle a commencé avec un premier accès, continue son évolution et ses progrès pendant les intervalles apyrétiques qui se succèdent.

Dans l'observation suivante, le malade succomba pendant un troisième accès pernicieux en tierce, et l'altération musculaire était trop avancée pour ne pas remonter au moins au premier paroxysme.

Sand (Michel), civil européen, âgé de 47 ans, vingt-huit ans de sèjour en Algérie, dont deux congés comme militaire; il est rentré en France pour la guerre, et revenu en Algérie en 1871; il n'a pas de profession et semble misérable.

Le 12 juillet, il a quitté Constantine à pied pour venir chercher de l'ouvrage à Batna.

Le 15 au matin, un premier accès très-violent, accompagné de tremblement de tout le corps, de vomissements, l'a arrêté toute la journée dans une ferme.

Le 16, il peut se remettre en route en s'aidant des voitures de roulage, qui le recueillirent une partie du chemin : apyrexie tout le jour.

Le 17, dans la journée, nouvel accès intense, avec vomissements aqueux très-abondants, mais sans diarrhée, à la Fontaine Chaude, à 25 kilom. de Batna.

Le 18, la fièvre l'a quitté, il fait la route à pied et n'arrive à la ville qu'au milieu de la nuit.

Le 19, à 10 heures du matin, début d'un accès de fièvre chaude, avec diarrhée et vomissements incessants. Il entre à l'hôpital à 3 heures : à 4 heures, on constate un véritable état cholériforme (1), voix cassée, peau froide, face hippocratique, yeux excavés, soif ardente et vomissements immédiats des boissons ingérées; selles diarrhéiques assez fréquentes, qui ne peuvent être recueillies dans un vase pour l'examen.

---

(1) Il n'est pas inutile de rappeler qu'il n'y a pas eu un seul cas de choléra, soit à Constantine, soit à Batna, pendant toute l'année 1872.

L'intelligence est très-nette et le malade donne lui-même tous les renseignements ci-dessus.

On réussit à faire prendre et conserver 1gr.,50 de sulfate de quinine : boissons stimulantes, alcooliques, etc., etc.

Le 20, état cholériforme aussi accusé qu'hier ; voix cassée, peau froide ; vomissements incessants, pas de crampes, intelligence nette. Injection hypodermique de 75 centig. de sulfate de quinine ; potions diffusibles, etc. Pas de changement dans la journée. A 4 heures temp. rectale au bout de 10 minutes = 37°,7 ; mort à 6 heures du soir.

A l'autopsie, psorentérie discrète et peu saillante, rate énorme, complétement ramollie, aucune autre lésion viscérale.

Les fibres du cœur présentaient une altération granulo-graisseuse manifeste ; ce cas est de beaucoup celui où cette dégénérescence était le plus évidente et avancée. Le tissu cardiaque avait un aspect jaunâtre avec des faisceaux jaune-pâle, se détachant sur la coupe au milieu d'autres de teinte plus foncée.

Sous l'endocarde, au niveau des gros muscles papillaires, se voyaient des taches grises ou rosées, véritables foyers de fibres dégénérées. Avec des pinces, on déchirait le tissu beaucoup plus facilement qu'on ne l'eût fait sur un cœur sain. En outre, les muscles droits de l'abdomen, les seuls qui aient été conservés et examinés, outre des fibres granulo-graisseuses en grand nombre, offraient çà et là des foyers de transformation cireuse commençante : fibres brillantes, homogènes, à striation extrêmement fine et serrée ou même nulle ; formation de rides ou de plis transversaux du contenu des gaînes, comme la *fig.* 8 le représente en A. Nulle part, cependant, nous ne pûmes rencontrer de blocs vitreux proprement dits.

Il est impossible d'admettre ici que la dégénérescence musculaire n'ait pas commencé avec le premier accès pernicieux du 15 ; peut-être même faudrait-il rechercher cette origine et ce début dans des accès antérieurs qui auraient moins frappé l'attention du malade.

C'est d'ailleurs dans ces formes cholériques, algides, que le ramollissement et la décoloration du cœur ont été particulièrement notés par Antonini, Monard, Maillot, etc. ; c'est là on peut le dire un fait d'observation générale. La fièvre pernicieuse syncopale, qui, jusqu'à un certain point, se rapproche des algides, présente aussi cette pâleur et cette flaccidité du cœur, et nous trouvons ces caractères notés dans l'une des observations de M. Léon Colin (1) : « à « l'autopsie, cœur rempli de sang noir, très-peu caillé ; les

(1) Léon Colin, *Traité des fièvres intermittentes.* Paris, 1869, p. 267.

« ventricules une fois vidés, s'aplatissent comme dans le « ramollissement de ce viscère, qui offre en effet ici une « coloration jaune clair et un aspect granulo-graisseux de « ses fibres musculaires ; » ce qui semblerait indiquer que M. L. Colin avait déjà constaté en 1864 la dégénérescence du tissu cardiaque dans certaines fièvres palustres graves.

Symptomatologie. — Les symptômes qui traduisent ces désordres anatomiques sont de deux ordres, suivant qu'ils se rapportent aux muscles volontaires ou à l'état du cœur.

Il faut craindre une exagération que n'ont pas toujours évitée certains des auteurs qui ont décrit ces dégénérescences musculaires : rattacher à celles-ci la courbature fébrile, le brisement des membres consécutif à un accès, les douleurs vagues si diversement localisées (1) qui l'accompagnent ou le suivent, c'est oublier que le point de départ de la fièvre est la moelle épinière, que tout le système nerveux est ébranlé, et retentit douloureusement après une perturbation fonctionnelle aussi grande. On voit quelquefois survenir, à la suite d'accès répétés ou pernicieux, des paralysies plus ou moins complètes des membres et en particulier des membres inférieurs (2) ; il n'est pas aisé de décider si ces pertes du mouvement volontaire sont liées à des troubles anatomiques ou physiologiques de la moelle, ou bien directement à une lésion du muscle, si en un mot elles rentrent dans la classe des paralysies amyotrophiques. Nous avons eu l'occasion d'observer plusieurs faits de ce genre, et nous nous proposons d'étudier dans un très-prochain mémoire cette question encore obscure des paralysies d'origine palustre.

En dehors de toute paralysie, on voit quelquefois succéder à des fièvres rémittentes, ou même à des pernicieuses, un état d'affaiblissement excessif, avec amaigrissement, douleurs sourdes des membres, diminution très-marquée de la

---

(1) Les douleurs vives dans le mollet droit, éprouvées par le malade de la première observation, répondaient peut-être à une dégénérescence cireuse plus avancée des muscles de cette région ; nous regrettons de n'avoir pas songé à les examiner.

(2) M. L. Colin dit avoir recueilli deux observations de paralysie consécutive à la fièvre rémittente. *Traité*, p. 61.

force musculaire, en un mot une convalescence aussi pénible et aussi longue qu'après une fièvre typhoïde légitime. Il n'est pas impossible que cet état soit la conséquence de la dégénération et du travail de réparation des muscles : l'analogie avec ce qui se produit dans la fièvre typhoïde serait alors aussi réelle au point de vue des symptômes qu'au point de vue de la lésion.

L'accident le plus directement lié aux dégénérescences musculaires est la rupture des muscles, qu'on observe fréquemment dans la fièvre typhoïde.

Nous avons été curieux de savoir si nous pourrions trouver des observations analogues dans les fièvres palustres : or, il se trouve précisément que la première description de ces hémorrhagies musculaires a été faite par M. Cruveilhier et que son observation a trait à une femme chez qui cet accident est survenu, sans cause connue, au cours d'une fièvre quarte rebelle : « Une femme était affectée d'une fièvre quarte rebelle, qui plusieurs fois coupée s'était plusieurs fois reproduite ; tout d'un coup elle est prise d'une douleur extrêmement vive à l'abdomen ; le moindre contact est insupportable. Je crois à une péritonite... la malade succomba. A l'ouverture, je trouvai le péritoine intact ; les deux muscles droits étaient remplacés par des caillots sanguins excepté à leur extrémité supérieure ; la gaîne aponévrotique était distendue par ces caillots au niveau desquels on découvrait les débris des fibres musculaires ». Cruveilhier, t. 4, p. 228. Leubuscher a mentionné un fait identique au congrès médical de Berlin, en 1860 (*Deutsche Klin.*, 1860, 371).

Mentionnons ici, pour y revenir tout à l'heure, un cas de rupture de l'oreillette droite, survenue pendant la période de frisson d'un accès très-violent de fièvre intermittente, rapporté par Sébastian et cité par Frerichs.

Le cœur est un organe si important que sa musculature ne peut être altérée sans qu'il en résulte un grand retentissement sur tout l'organisme.

Notre observation ici est restreinte, nous n'avons commencé à étudier les symptômes qu'après avoir acquis la connaissance des désordres anatomiques ; nous avons pris pour base les observations remarquables que Stokes de

Dublin a faites dans le typhus fever et la fièvre typhoïde. Stokes est l'un des premiers qui ait constaté la faiblesse du cœur dans ces pyrexies, il en a fait l'un des éléments les plus importants du pronostic et du traitement : bien avant que Zenker eût découvert la dégénérescence des fibres du cœur dans les typhus, Stokes, en clinicien sagace, avait noté trois signes objectifs : la diminution ou la disparition du choc de la pointe, un souffle doux au premier temps, un désordre spécial du rhythme respiratoire, connu sous le nom de respiration de Cheyne-Stokes.

Nous n'avons pas recherché avec un soin suffisant les modifications de l'impulsion cardiaque, nous ne parlerons ici que des caractères du pouls que nous trouvons noté dans nos observations parfois très-accéléré (140 pulsations), parfois très-ralenti : ces différences nous paraissent en rapport avec le développement de caillots volumineux dans les cavités cardiaques, en particulier dans l'oreillette et le ventricule droits. Nous avons observé récemment dans le service de M. le médecin principal Baudouin à l'hôpital de Constantine, un malade atteint de diphthérie maligne à localisation trachéale et pharyngée ; après une attaque éclamptique que rien ne faisait prévoir, le cœur ne battait plus que 12 et 14 fois par minute ; à l'auscultation précordiale les battements étaient larges, forts, non soufflants ; cet état persista 36 heures, le malade conservant toute son intelligence et une respiration normale. A l'autopsie, un caillot énorme, jaunâtre, très-résistant, distendait le cœur droit, de nombreuses sugillations sillonnaient l'endocarde ; à l'examen histologique, je trouvai une transformation graisseuse des fibres du cœur aussi étendue et aussi avancée que dans les degrés ultimes de l'intoxication phosphorée.

Chez trois autres malades, à la suite d'accès pernicieux très-graves, nous avons noté un ralentissement notable du pouls (44, 48, 52 pulsations) persistant pendant 8 ou 15 jours après les accidents. On peut se demander si cette lenteur du pouls n'est pas liée à l'altération des fibres du cœur et au travail de réparation qui accompagne leur retour à l'état normal. En complétant nos recherches bibliographiques, nous voyons que ce caractère du pouls a déjà été noté par

M. Laveran (1) : « Un phénomène particulier observé dans « la convalescence des fièvres endémo-épidémiques est une « lenteur très-marquée dans les pulsations du cœur ; le « pouls est descendu quelquefois à 50 et à 45. Je ne sais « pas du reste quelle est la signification de ce phénomène, « qui semble n'être qu'un effet de la débilité générale et « ne pas aggraver notablement le pronostic. » Un peu plus loin, p. 84, le même auteur ajoute : « La substance musculaire du cœur, 9 fois sur 14, est notée d'une consistance moindre qu'à l'état physiologique. » Ainsi donc, dès 1849, les deux faits que nous mentionnons avaient été observés et décrits ; reste à savoir s'ils sont liés l'un à l'autre par un rapport de causalité.

MM. Desnos et Huchard ont étudié avec le sygmographe la forme du pouls dans la myocardite varioleuse ; ils ont fait voir que la pulsation est tremblotante, comme hésitante sous le doigt, et considèrent ce pouls *oscillatoire polycrote*, comme caractéristique de la dégénérescence graisseuse confirmée (2).

Dans la très-grande majorité des cas, les souffles qu'on perçoit au cœur sont liés à l'anémie ; mais il y a lieu de rechercher si ces bruits ne peuvent pas quelquefois être la conséquence des modifications organiques de la substance du cœur.

Dans un cas de fièvre rémittente grave qui d'ailleurs s'est terminé par la guérison, nous avons constaté à la période de déclin un souffle doux, systolique, à la pointe, qui tirait son importance et peut-être sa signification de deux circonstances particulières : le malade avait été pris au milieu d'un état de santé relativement bon, il ne semblait pas anémique, et le bruit de souffle ne se percevait pas dans les vaisseaux du cou ; en outre, ce souffle disparut au bout d'un mois de traitement ; bien que ce traitement ait consisté en quinquina et en préparations martiales, il ne nous paraît nullement démontré que le bruit anormal fût un souffle anémique.

Depuis que notre attention a été fixée sur ce point, nous

(1) Laveran, *loco citato*, p. 83.

(2) Desnos et Huchard, *loco citato*, p. 30 et 32 du Mémoire.

avons ausculté tous les varioleux dont le service nous était confié, et chez la plupart de ces jeunes soldats surpris souvent au milieu d'une santé prospère, nous avons constaté un souffle doux au premier bruit, qui disparaissait avec les progrès de la convalescence. La myocardite est, on peut le dire, constante dans la variole, nous l'avons mainte fois constatée; le symptôme est lié à la lésion anatomique, quelle que soit d'ailleurs la maladie où cette lésion se produit : l'analogie nous permet donc de rapprocher le souffle qu'on perçoit dans les deux maladies, pour en démêler l'origine et la nature.

Nous avons recueilli dans les auteurs un certain nombre de faits concernant des bruits de souffle accidentels, organiques, dans les fièvres intermittentes.

Au point de vue de la signification anatomique qu'on leur a donnée, ils forment deux groupes assez distincts; la question est assez intéressante pour nous arrêter un instant :

« On observe des cas, dit Griesinger (1), en parlant de ces bruits, où dans le cours d'une véritable fièvre intermittente, des accidents se manifestent du côté de l'endocarde, et l'on peut alors rapporter à la fièvre intermittente le début de quelque maladie chronique spéciale (de cette membrane). Il y a d'autres cas, où l'on voit l'endocardite parcourir son cours au milieu d'une série de phénomènes assez réguliers de fièvres intermittentes. »

Griesinger fait ici allusion à certain passage d'un mémoire de Hamernjk de Prague. Ce mémoire, d'une prolixité extrême, est la réfutation d'un travail compendieux de Dittrich publié dans le même cahier, le tout au sujet de l'histoire d'un malade, le nommé Chlumat, qui, à la suite d'une contusion de la poitrine, présenta un souffle au cœur, et mourut avec une hydropisie généralisée. L'autopsie révéla un rétré-

---

(1) Griesinger, *Traité des maladies infectieuses*, traduction de Lemattre. Paris, 1868, p. 34.

(2) *Einige diagnostische Bemerkungen zu der vorbeischriebenen wa hren Herzstenose*, von supp. prof. J. Hamernjk, in *Prager Vierteljahreschrift*, 1839, B 21, p. 188.

cissement auriculo-ventriculaire ; mais Hamernjk nie la relation entre le traumatisme et la lésion cardiaque qui existait antérieurement ; il attribue l'anasarque à une entérite chronique concomitante. En outre, trouvant dans l'anamnèse du malade que l'année précédente il avait été atteint à plusieurs reprises de fièvres intermittentes, il émet incidemment cette opinion : « Il me paraît vraisemblable, d'après quelques autres observations, que cette fièvre intermittente était en relation étroite avec le rétrécissement du cœur trouvé à l'autopsie. Il survient sur l'endocarde, et particulièrement sur la valvule mitrale, des exsudations ne se manifestant (1) pendant la vie par rien autre chose qu'une fièvre intermittente plus ou moins régulière. Ainsi nous avions il y a quelques années à l'hôpital général de Prague un valet de chambre jeune, presque toujours bien portant, présentant alors les symptômes d'une fièvre intermittente ; le paroxysme revenait chaque 3e jour, malgré de fortes doses de quinine ; il devint pâle, amaigri, prit de l'œdème de la face et des extrémités, et mourut subitement après 15 jours environ de maladie. A l'autopsie, on trouva la valvule mitrale blanche par places, infiltrée d'un exsudat purulent, et présentant à sa face supérieure des végétations volumineuses ; l'une d'elles avait la grosseur d'une fraise, et son sommet était ramolli, comme purulent. » On ne trouva rien autre chose à l'autopsie ; suit une autre observation qui diffère peu de la précédente.

Nous avons traduit tout au long le passage de Hamernjk parce que le même sujet vient d'être traité par M. le Dr Lancereaux dans un mémoire plein d'intérêt, sous ce titre : *De l'Endocardite végétante ulcéreuse dans ses rapports avec l'intoxication palustre* (*Archives de médecine*, 1873, t. XXI, p. 672). Le travail de M. Lancereaux n'est parvenu à notre connaissance que pendant l'impression de notre mémoire ; il se rattache de trop près à notre sujet pour ne pas être discuté ici. L'auteur veut démontrer « qu'il existe une forme

(1) L'expression de Hamernjk pourrait laisser croire qu'il considère dans ce cas la fièvre, intermittente quant au type, comme symptomatique de l'endocardite.

d'endocardite, végétante et ulcéreuse, localisée de préférence aux valvules sigmoïdes de l'aorte, commune chez les individus affectés de fièvre intermittente, et qui à cause de sa localisation et de ses caractères anatomiques, de son évolution, *n'est pas sans avoir quelque rapport avec l'intoxication palustre* ».

Nous ne pouvons qu'applaudir à la réserve avec laquelle est formulé ici ce rapport pathogénique ; dans le reste du mémoire, il est exprimé d'une façon qui paraîtra peut-être un peu trop affirmative si on analyse les observations à l'appui.

La première observation a trait à une femme de 30 ans, atteinte jadis de variole, plus récemment d'ostéite phosphorique pour avoir travaillé dans une fabrique d'allumettes chimiques, et qui contracta il y a 4 ans une fièvre intermittente pour laquelle elle séjourna deux mois à l'hôpital Saint-Antoine ; elle succomba avec les symptômes généraux d'une affection du cœur. A l'autopsie, endocardite ulcéreuse des valvules aortiques, infarctus emboliques de la rate, des reins, du cerveau, etc. Quand on songe à la fréquence de la dégénérescence graisseuse des muscles volontaires et du cœur dans l'empoisonnement par le phosphore, on se demande si l'endocardite localisée ne serait pas la propagation à cette membrane du travail inflammatoire sous-jacent. M. Lancereaux malheureusement ne dit pas qu'il ait examiné les fibres du cœur; il dit seulement que « la coloration de son tissu rappelle la teinte de la chair d'anguille » ; or cette teinte accompagne d'ordinaire les degrés les plus avancés de la myocardite varioleuse, typhoïde, etc. Nous hésitons donc à attribuer l'endocardite à une intoxication palustre contractée sous le climat de Paris, plutôt qu'à une intoxication phosphorée, qui s'est accusée, celle-là, par d'autres signes : nous ne parlons pas de la myocardite varioleuse, et des sequelæ qu'elle aurait pu laisser.

Le malade de l'observation n° 3 n'a jamais accusé de fièvre intermittente antérieure ou actuelle ; mais comme il a passé 4 mois en Algérie, en 1870, et plus tard 4 mois sur les pontons après la Commune, *il n'est pas impossible* qu'il ait eu une intoxication palustre, dont l'endocardite terminale ne serait qu'une manifestation.

De même, le malade de l'observation 4, tourneur en bois, âgé de 49 ans, né à Paris, est mort subitement le lendemain de son entrée à Saint-Antoine; on n'a aucun renseignement sur ses antécédents; mais comme il a servi autrefois en Algérie, on suppose qu'il a pu avoir jadis une intoxication palustre ; la pigmentation du foie, de la rate, du duodénum ne paraît pas suffisante pour affermir ce diagnostic rétrospectif.

M. Lancereaux ajoute, il est vrai, 6 observations où les malades avaient eu bien réellement des accès de fièvre très-prolongée; nous croyons donc, comme lui d'ailleurs, qu'il y a encore des réserves à faire sur la nature spéciale de cette endocardite. Les localisations diverses de cette lésion, sur la valvule mitrale dans les cas de Hamernjk, sur les valvules sigmoïdes, dans les cas de M. Lancereaux, prouvent que le siége est variable. En outre, nous nous demandons s'il n'est pas possible que cette endocardite résulte de la propagation à cette membrane du travail inflammatoire des fibres musculaires sous-jacentes, de la même façon que la pneumonie détermine des inflammations et des exsudats de la plèvre. C'est par là que les recherches de M. Lancereaux ont un point de contact avec les nôtres. Déjà, dans nos examens histologiques, nous avons constaté que les foyers de dégénérescence nous avaient paru d'autant plus nombreux et étendus qu'on se rapprochait de l'endocarde ; nous n'avons pas examiné l'endocarde lui-même, au point de vue de l'inflammation de son tissu; mais nous voyons que MM. Desnos et Huchard (1), dans leur mémoire sur la myocardite varioleuse, ont constaté cette complication, à la fois par l'autopsie et par les symptômes, en particulier les souffles qui s'y rattachent. Aussi sommes-nous un peu étonné que dans leur travail, qui est si complet et qui repose sur tant d'observations, ces auteurs n'aient pas recherché s'il existe un lien entre les deux ordres de lésions qu'ils décrivent : dans les observations X, XI et XII, où l'endocardite était manifeste, l'examen histologique des fibres du cœur aurait peut-être

(1) Desnos et Huchard, *Des complications cardiaques dans la variole* (*Union médicale*, 1870-71).

montré la dégénérescence de ces fibres et la propagation du travail inflammatoire; dans l'obs. XI, il est dit seulement que le cœur paraît ramolli.

D'autres auteurs ont attribué les souffles cardiaques accidentels des pyrexies graves à l'état d'atonie du cœur, à sa dilatation par le sang qu'il ne peut expulser; il en résulte un élargissement des orifices mitral et tricuspide, dont les valvules deviennent à la lettre insuffisantes. Griesinger (1) dit avoir constaté à la clinique de Prague, dans des cas de fièvre palustre, des bruits de souffle liés à l'hypertrophie du cœur, avec réplétion et dilatation du cœur droit : « une fois, dit-il, j'ai eu l'occasion d'en observer un cas très remarquable; le cœur avait d'abord subi une dilatation considérable pour revenir ensuite à son volume normal; » il ajoute toutefois : « cependant j'ai quelque doute s'il s'agissait seulement alors d'une fièvre intermittente. »

La dégénérescence granulo-graisseuse est sans doute capable de produire cette distension générale du cœur et l'insuffisance valvulaire consécutive; c'est même là précisément la théorie du *murmure asystolique* décrit par M. Parrot (2), mais il est probable que le mécanisme est un peu différent: il a été parfaitement étudié par Hamernjk (3), puis par Friedreich. La dégénération des fibres du cœur détruit leur contractilité; pendant la systole, les muscles papillaires deviennent incapables de tendre les petits tendons valvulaires insérés à leur sommet, et le sang reflue dans l'oreillette en écartant les valvules relâchées. Friedreich (4) croit que c'est là le mécanisme le plus habituel des souffles qu'on rencontre dans les pyrexies graves avec atonie du cœur. Bamberger, Theodor vonDusch, dans leurs récents Traités, admettent cette pathogénie des souffles d'origine paralytique.

---

(1) Griesinger, *loc. cit*, p. 34.

(2) Parrot, *Etude sur un bruit de souffle cardiaque symptomatique de l'asystolie* (*Archives de médecine*, 1865).

(3) Hamernjk, *Carditis als eine bis jetzt nicht gekannte Ursache von Insufficienz der kammer-klappen* (*Oster. med. jahrb*, 1843); *Insufficienz der valvula tricuspidalis in Folge von Entzundung der betreffenden Papillarmuskeln* (*Oster. med. Wochenschrift*, 1864).

(4) Friedreich, *Krankheiten des Herzens*, 1867, 2e édit., p. 86.

Dans les observations d'Hamernjk, complétées par l'autopsie, plusieurs petits muscles papillaires ramollis par la dégénérescence s'étaient rompus, et les tendons d'insertion, devenus libres et flottants, ne permettaient plus la fixation et la tension de la valvule correspondante.

Il faut rapprocher de ces faits les cas de rupture du cœur dont un exemple, emprunté à Sebastian (1), est rapporté par Frerichs, page 33 de son Traité des maladies infectieuses; l'oreillette se rompit dans le stade de frisson d'un accès de fièvre très-violent, et Frerichs attribue cette rupture à la réplétion du système veineux et du cœur droit, par la contraction active des tuniques artérielles. A quelque degré que s'élève pendant le frisson cette turgescence veineuse, il est difficile d'admettre la possibilité d'une rupture en l'absence d'une dégénérescence de la musculature du cœur : il faudrait rechercher dans le travail original de Sebastian les détails de l'observation, pour savoir si, en même temps que la fièvre intermittente, il n'existait pas une autre affection à laquelle l'accident pourrait se rattacher.

Ces explications sont encore un peu théoriques, il faut l'avouer : remarquons cependant qu'elles s'appuient pour une part sur des lésions matérielles constatées dans les autopsies; il y a donc lieu de chercher à les contrôler par la clinique, et d'examiner si dans les fièvres pernicieuses, certains troubles fonctionnels du cœur ne sont pas l'expression de l'altération du tissu musculaire lui-même.

Dans la remarquable monographie que M. Maurice Raynaud (2) a publiée dans le *Nouveau Dictionnaire de médecine et de chirurgie pratiques* (article MALADIES DU CŒUR) nous trouvons cité un fait où cette altération, survenue pendant le cours d'une fièvre intermittente, s'est accompagnée d'anxiété, d'accidents graves, simulant une angine de poitrine : « Harrald Fenn a récemment publié l'observation d'une femme qui mourut, au bout de six semaines de maladie, avec une dégénérescence graisseuse très-avancée du

(1) Sebastian, *Ueber die Sumpfwechselfieber, etc.* Carlsruhe, 1815.

(2) *Nouveau Dictionnaire de médecine et de chirurgie pratiques*, MALADIES DU CŒUR, par le Dr M. Raynaud, p. 519.

cœur, et qui aurait éprouvé de véritables accès de fièvre intermittente, pour lesquels le sulfate de quinine fut administré avec persévérance et sans aucun succès. Nous ne saurions dire quelle relation existait en réalité entre ces accès et la transformation graisseuse du cœur; mais il nous paraît plus que difficile d'admettre, avec l'auteur, qu'il s'agit là d'accès d'angine de poitrine sans douleur. »

Cette relation entre les accès et la transformation graisseuse du cœur qui laisse M. M. Raynaud dans une grande incertitude, notre travail a pour but d'en démontrer la réalité : quant aux particularités de l'observation, il importerait, pour asseoir un jugement, de se reporter au travail de l'auteur, dont M. M. Raynaud ne donne pas l'indication bibliographique.

Quoi qu'il en soit, c'est par le cœur et consécutivement par l'hypostase pulmonaire, que la mort a lieu d'ordinaire dans les fièvres pernicieuses ou rémittentes.

Tout le monde a lu dans le traité des maladies du cœur de Stokes la belle description qu'il a donnée de l'agonie par affaiblissement du cœur dans la fièvre; il n'y a rien à ajouter à ce tableau, qu'il est inutile de reproduire ici. Toutefois, bien que notre attention fût éveillée sur ce point, nous n'avons jamais constaté ce curieux phénomène respiratoire auquel il a attaché son nom (respiration de Cheyne-Stokes) : ce phénomène consiste en une série d'inspirations de rapidité d'abord croissante (environ 30 respirations qui durent 40 secondes), le tout suivi d'une suspension, d'une pause qui dure 20 secondes. Ce rhythme respiratoire étrange était pour Stokes le caractère pathognomonique de la dégénérescence graisseuse du cœur : Traube a récemment montré qu'il se rencontre dans d'autres maladies, et qu'il provient d'une diminution dans la quantité de sang artériel que reçoit le bulbe, où réside le centre respiratoire (1). Deux fois chez nos malades, la respiration extrêmement accélérée, 40 ou 48 par minute, était coupée de 10 en 10 secondes par une inspiration profonde, suspirieuse,

(1) Bernheim, *Du phénomène respiratoire de Cheyne-Stokes* (*Gazette hebdomadaire*, 1873, p. 144).

qui durait 4 ou 5 secondes ; cet état a duré une fois 18 heures, et le malade qui avait sa connaissance ne semblait pas éprouver une angoisse proportionnée à cette terrible dyspnée : le cœur fournissait en même temps 140 battements à la minute ; à l'autopsie, nous trouvâmes des caillots fibrineux minces et ramifiés, enchevêtrés dans les colonnes du cœur, et ressemblant à un réseau de fibrine obtenu par le battage du sang. Nos observations ne sont pas assez multipliées pour dire s'il y a là rien qui soit lié à la dégénérescence et à l'épuisement du muscle cardiaque : quand l'atteution se sera fixée sur ce point, on connaîtra mieux le mécanisme de la mort dans ces fièvres, et peut-être tirera-t-on ici de l'emploi des stimulants, et en particulier de l'alcool et du café, le même bénéfice que dans l'atonie cardiaque des fièvres typhoïdes et du typhus.

Paris. — Imprimerie J. Dumaine, rue Christine, 2.

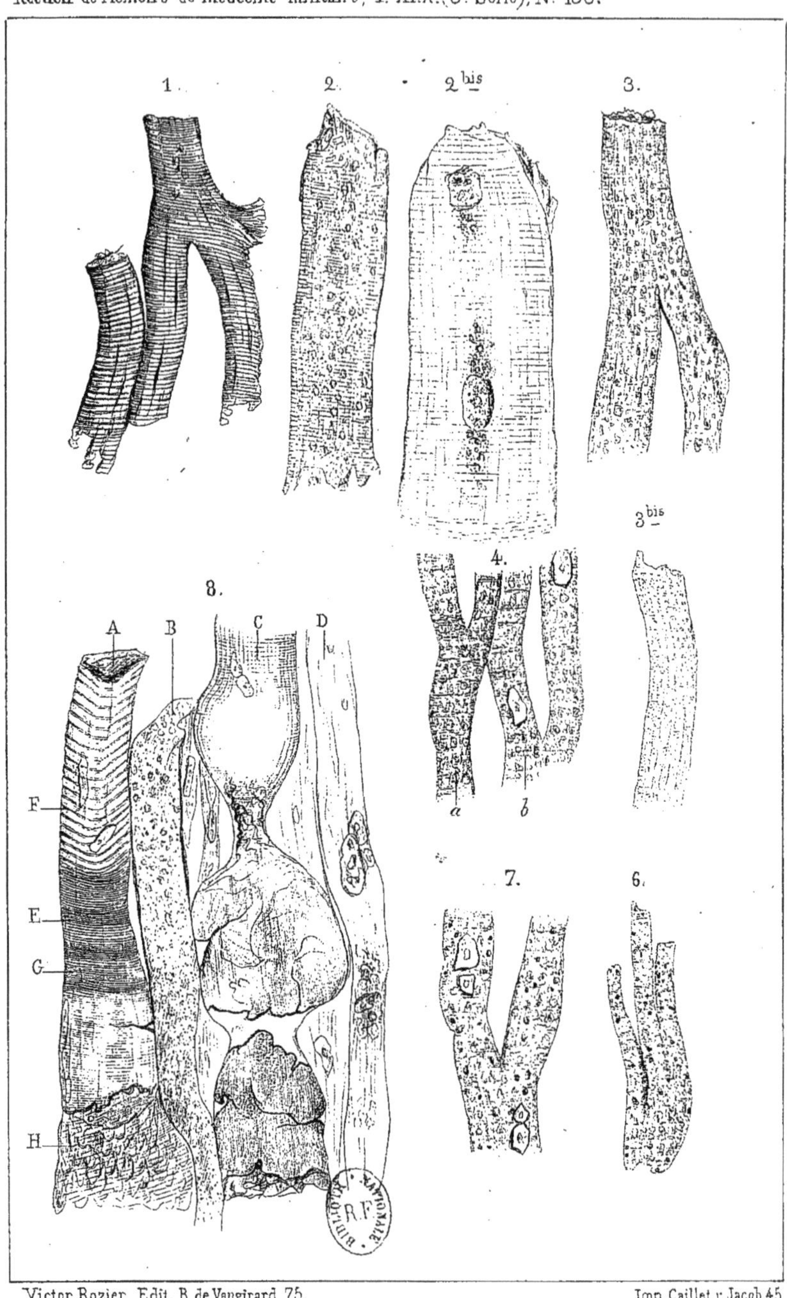

Victor Rozier, Edit. R. de Vaugirard, 75.
Imp. Caillet, r. Jacob, 45.

www.ingramcontent.com/pod-product-compliance
Ingram Content Group UK Ltd.
Pitfield, Milton Keynes, MK11 3LW, UK
UKHW020412220726
13923UKWH00004B/1910